W0030000

Linda Deslauriers

Nie mehr Haarausfall

Durch natürliche Anwendungen
zu gesundem und vollem Haar

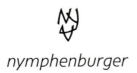

nymphenburger

Die in diesem Buch enthaltenen Informationen sollen keinesfalls ärztlichen Rat ersetzen. Alle Empfehlungen in Bezug auf eine gesunde Lebensweise sowie alle Anwendungen zur Verschönerung des äußeren Erscheinungsbildes dienen ausschließlich der Selbsthilfe und Weiterbildung. Die Autorin und der Verlag übernehmen keinerlei Verantwortung für medizinische Wirkungen oder Ansprüche bezüglich solcher Wirkungen im Zusammenhang mit dem in diesem Buch präsentierten Material.

www.nymphenburger-verlag.de

© 2007 nymphenburger in der
F.A. Herbig Verlagsbuchhandlung GmbH, München
Alle Rechte vorbehalten.
Umschlaggestaltung: Atelier Sanna, München
Umschlagmotiv: corbis, Düsseldorf
Fotos Innenteil: Linda Deslauriers
Fotomodelle: Jennifer Schwartz und Debra Greene
Satz: Walter Typografie & Grafik GmbH, Würzburg
Gesetzt aus 10/14 Optima
Druck und Binden: Offizin Andersen Nexö, Leipzig
Printed in Germany
ISBN 978-3-485-01123-5

Inhalt

„Wenn Sie eine positive Einstellung
mit neuen lebensbejahenden Gewohnheiten
für vierzig Tage aufrechterhalten,
können Sie Ihr Schicksal verändern."

Yogi Bhajan

Haarausfall ist heilbar

Mein Haar wird immer dünner. Mir fallen seit Kurzem ganze Büschel aus. Ich habe nur noch halb so viele Haare wie vor zehn Jahren. Was soll ich bloß machen? Ein anderes Shampoo ausprobieren, meine Ernährung umstellen oder Yoga praktizieren? Vielleicht hilft ein Besuch beim Arzt, doch wer ist der richtige Ansprechpartner für mein Problem? Ein Dermatologe, ein Gynäkologe oder ein Naturheilpraktiker?

Hilfe bei der Diagnose und Behandlung von Haarausfall

Wenn Sie sich hilflos und überwältigt fühlen, weil Sie an Haarausfall leiden, unterstützt Sie dieser Ratgeber bei der Diagnose, Ursachenfindung und Behandlung von Haarausfall.

Haarausfall ist kein mysteriöses Symptom, eine unheilbare Erkrankung oder das unabänderliche Schicksal einer genetischen Benachteiligung. Uns steht ein Regenbogen aus Behandlungsmethoden zur Verfügung. Haarausfall kann verstanden und gestoppt werden. Haarausfall ist heilbar.

Die Diagnose und Behandlung von Haarausfall ist allerdings immer eine ganz persönliche Geschichte und deshalb ist es für den Einzelnen wichtig, sich ganz in den Heilungsprozess einzubringen und nicht die Verantwortung an einen anderen Menschen oder ein Produkt abzugeben. Wenn man Angst um seine Haare hat, ist es verständlich, dass man zunächst nach einer schnell sichtbaren Lösung greifen will. Doch Heiler, Therapeuten und Haarwuchsmittel können Ihren eigenen, inneren Selbstheilungsprozess höchstens unterstützen. Haarausfall ist ein Zeichen des Körpers und der Seele, das auf ein Ungleichgewicht, einen Mangel oder ein Problem, wie zum Beispiel eine dem menschlichen System schadende Angewohnheit, aufmerksam macht.

Können Sie sich an den Moment erinnern, in dem Sie dachten: „Oh, ich verliere Haare!" oder „Fällt etwa mein Haar aus?" Erinnern Sie sich bewusst an diesen Zeitpunkt. Denn in diesem **Finden Sie die** Moment stellten Sie nicht nur Ihren Haarausfall fest, **Ursache Ihres** sondern Ihr Körper und Ihre Seele sendeten Ihnen **Haarausfalls** auch Informationen über dessen Ursache und mögliche Heilung. Was fällt Ihnen spontan dazu ein? Häufig genannte Auslöser von Haarausfall sind zum Beispiel eine Ehekrise, ein neues Haarfärbeprodukt, ein Umzug, eine Beförderung, eine Grippe, die Geburt eines Kindes, das Klimakterium, ein Todesfall in der Familie oder dem Bekanntenkreis. Wenn wir bemerken, dass uns mehr Haare ausfallen als gewöhnlich und wir keine sofortige Erklärung dafür haben, dann müssen wir uns hinsetzen und den symbolischen Brief, der aus unserem Innersten kommt, entziffern. Körper und Seele wissen Bescheid, doch stehen unsere Gedanken und Gefühle wie Konfusion, Angst und Panik dem Empfangen der Botschaft im Weg.

Dieser Ratgeber beginnt mit einem Fragebogen zur genauen Untersuchung des Zustands Ihrer Haare und der möglichen Ursachen für den Haarausfall. Hierbei können so unterschiedliche Bereiche wie externe Faktoren, Emotionen und Stress sowie Ihre allgemeine Gesundheit und Ernährungsgewohnheiten eine Rolle spielen. Der Fragebogen verschafft Ihnen **Werden Sie** mehr Klarheit über Ihre derzeitige (Haar-)Situation **selbst aktiv** und motiviert Sie, selbst aktiv zu werden. Meine konkreten Anweisungen zur Vitalpflege von Kopfhaut und Haaren, für eine optimale Ernährung und weitere gesundheitliche Behandlungsmöglichkeiten unterstützen Sie dabei. Dann lernen Sie eine effektive Abfolge von Kundalini Yogaübungen zur Entspannung und Stärkung Ihres Körpers kennen. Das Problem Haarausfall wird immer greifbarer und behandelbarer, besonders durch die praktische Anwendung meiner bewährten Berührungstechniken zur Haarheilung. Anhand der transformierenden Kraft von Edelsteinkämmen zeige ich Ihnen, wie Energiearbeit bei Haarausfall wirken kann. Abschließend verlassen wir die vernebelte Situation unserer erschrockenen Gefühle und Gedanken und nutzen die freigewordene Kraft für die Heilung des Haarausfalls durch eine neue, positivere Geisteshaltung.

Haarausfall – Diagnose und Ursachen

Die folgenden Fragen helfen Ihnen dabei, Ausmaß und Art Ihres Haarausfalls selbst zu diagnostizieren. Außerdem hat die Beantwortung der Fragen einen wichtigen therapeutischen Effekt: **Eine klare Diagnose erleichtert die Behandlung** Wenn Sie verstehen, warum Haare ausfallen können, und Sie sich selbst auf mögliche Ursachen hin untersuchen, lässt Ihre anfängliche Hilflosigkeit schnell nach. Stattdessen gewinnen Sie konkrete Vorstellungen, wie Ihr Haarausfall behandelt werden kann. Diese Liste erleichtert darüber hinaus die Kommunikation mit Friseuren und Ärzten.

Kreuzen Sie nun die für Sie zutreffenden Antworten an. Einzelne Fragen sollten Sie jedoch etwas ausführlicher beantworten. Warum legen Sie nicht einen Ordner, ein Tagebuch oder eine Computerdatei für Ihre Haargenesung an?

Bestandsaufnahme

1 In welchem Zustand befindet sich Ihre Kopfhaut?

☐ empfindlich
☐ juckt
☐ locker
☐ angespannt
☐ hat trockene oder fettige Schuppen
☐ fühlt sich gesund an
☐ andere Symptome:

✎ _____

2 In welchem Zustand befindet sich Ihr Haar?

☐ fettig
☐ beschädigt
☐ schwach
☐ ohne Halt
☐ stark
☐ fühlt sich gesund an
☐ widerspenstig, kraus
☐ andere Symptome:

✎ _____

3 Wann haben Sie den Haarausfall zuerst bemerkt?

✎ _____

4 Leiden Sie zum ersten Mal an Haarausfall?

☐ ja   ☐ nein
Wenn *nein*, wann und wie oft hatten Sie Haarausfall?
Wie wurde er geheilt?

✎ _____

5 Wo wird das Haar dünner?

☐ vorn
☐ hinten
☐ oben
☐ an den Seiten
☐ überall

6 Wie viele Haare fallen täglich aus?

✎ _____

Entscheidend für die Diagnose von Haarausfall ist nicht, wie viele einzelne Haare pro Tag ausfallen, sondern ob mehr Haare als normal ausfallen. Wenn Sie Ihre Haare lang wachsen lassen, wirkt es aufgrund der Länge des einzelnen Haars immer, als ob mehr Haar ausfällt.

7 Fallen die Haare samt Haarwurzel aus?

☐ ja   ☐ nein

Wenn Haare über der Kopfhaut abbrechen, liegt kein klassischer Haarausfall vor, sondern struktur-geschädigtes Haar.

8 Was haben Sie bisher unternommen, um den Zustand Ihrer Kopfhaut und Ihrer Haare zu verbessern?

☐ Mittel zur Durchblutungs-anregung:

✎ _____

☐ Ernährungsumstellung:

✎ _____

☐ medizinische Behandlung:

✎ _____

☐ spezielle Haarpflege-produkte:

✎ _____

☐ anderes:

✎ _____

Externe Faktoren

1 Wurden oder werden Ihre Haare folgenden Behand-lungsmethoden ausgesetzt?

☐ Dauerwelle oder chemi-sches Glätten der Haare

☐ Bleichen, Blondieren

☐ Färben

☐ Strähnchen

☐ anderes: ✎ _____

2 Erleben Sie Kopfbeengung durch Hüte, Perücken, Frisuren?

☐ ja   ☐ nein

3 Föhnen Sie Ihre Haare?

☐ ja   ☐ nein

Wenn *ja*, wie lange und mit was für einem Modell?

✎ _____ Minuten pro Woche

Modell: ✎ _____

4 Welche Temperatur hat das Wasser, mit dem Sie Ihre Haare waschen?

☐ kalt   ☐ warm   ☐ heiß

5 Ist das Wasser gefiltert?

☐ ja   ☐ nein

6 Führen Sie die Haarpflege-produkte und Haarpflege-werkzeuge (Bürsten, Kämme, Föhne) auf, die Sie momentan benutzen.

✎ _____

_____

7 Sind oder waren Sie Strahlung ausgesetzt (Chemo-therapie-Behandlung etc.)?

☐ ja   ☐ nein

8 Schützen Sie sich vor Elektrosmog?

☐ ja   ☐ nein

9 Wie oft bürsten Sie Kopfhaut und Haare?

✎ _____

10 Wie oft massieren Sie Kopfhaut und Haare?

✎ _____

11 Sind Ihre Haare extremen Arbeits- oder Klima-bedingungen ausgesetzt?

☐ ja   ☐ nein

Emotionale Faktoren

1 Wie schätzen Sie Ihren durchschnittlichen Stresslevel ein?

☐ sehr hoch
☐ hoch
☐ mittelmäßig
☐ niedrig

13

2 Was tun Sie, um Stress in Ihrem Leben auszugleichen, und wie oft?

☐ Sport treiben
☐ meditieren
☐ mich künstlerisch betätigen
☐ die Natur genießen
☐ anderes:

✎ _____

_____

3 Ist in der letzten Zeit etwas passiert, das Ihren Stresslevel angehoben hat?

☐ Tod einer nahestehenden Person
☐ Umzug
☐ Trennung vom Partner
☐ anderes:

✎ _____

_____

4 Mögen Sie Ihre Haare?

☐ ja   ☐ nein

5 Wie sehen Ihre Gedanken und Gefühle Ihren Haaren gegenüber aus?

✎ _____

6 Wie haben Sie sich in den letzten zwei Jahren emotional, geistig und spirituell gefühlt?

✎ _____

Gesundheitliche Faktoren

1 Wie ist Ihre Gesundheit im Allgemeinen?

✎ _____

2 Wie oft fühlen Sie sich unwohl, sind erkältet, haben Kopf- oder Bauchschmerzen?

✎ _____

3 Sind Sie schwanger oder waren Sie in den letzten zwei Jahren schwanger?

☐ ja   ☐ nein

4 Erleben Sie gerade natürliche hormonelle Veränderungen?

☐ ja   ☐ nein

Führen Sie bitte alle Medikamente und alternativen Heilmittel auf, die Sie momentan benutzen.

✎ _____

_____

Chemotherapeutika, die Pille, Antibiotika, Schilddrüsenhormone etc. können ebenfalls Haarausfall verursachen: Deren Wirkstoffe können über den Blutkreislauf die Haarwurzel erreichen und das Wachstum bremsen.

5 Führen Sie bitte alle Operationen und Erkrankungen (körperliche und geistige) auf, an denen Sie leiden, sowie Zahnprobleme und deren Behandlung.

✎ _____

_____

Ernährungsbedingte Faktoren

1 Sind Sie übergewichtig?

☐ ja   ☐ nein

2 Beschreiben Sie Ihre tägliche Ernährungsweise inklusive Kaffee- und Tabakkonsum.

✎ _____

3 Entlasten Sie gelegentlich Ihr Verdauungssystem, indem Sie von bestimmten Nahrungsmitteln Abstand nehmen?

☐ ja   ☐ nein

4 Kauen Sie jeden Bissen gründlich?

☐ ja   ☐ nein

5 Führen Sie Nahrungsmittelergänzungs-Präparate auf, die Sie in den letzten zwei Jahren konsumiert haben. Wie haben diese Präparate gewirkt?

✎ _____

Gönnen Sie sich nun eine kleine Pause und nehmen Sie einen Moment lang Abstand. Dann werten Sie Ihren Test aus: Umkrei-

Welche Faktoren beeinflussen Ihre Haargesundheit? sen oder unterstreichen Sie all die Punkte, die als Ursache für Ihren Haarausfall in Frage kommen. Zum Beispiel „Wie oft massieren Sie Ihre Haare?", wenn Sie Ihren Kopf insgesamt selten berühren und es daher der Kopfhaut an Stimulation mangelt; oder „Blondieren", wenn Sie Ihr Haar zusätzlich durch chemische Anwendungen belasten. Als Nächstes schauen Sie, in welchem der Ursachenbereiche – externe, emotionale, gesundheitliche und ernährungsbedingte Faktoren – Sie am meisten angekreuzt haben und setzen diesen Bereich an die erste Stelle Ihrer Heilungsaktionen, den zweiten an die zweite usw.

Haarausfall-Typen

Die hier folgenden Arten von Haarausfall werden bei Männern und Frauen diagnostiziert; das Erscheinungsbild des Haarausfalls zeigt Ihnen, von welcher Art Sie betroffen sind.

Beim anlagebedingten Haarausfall führt eine Empfindlichkeit der Haarwurzeln gegenüber dem männlichen Hormon Testosteron zu einer Verkürzung des Haarwachstumszyklus. Die Haare werden dünner, während die Haarwurzeln schrumpfen und letztendlich die Produktion einstellen. Beim Mann ist dieser Typ an den sich erweiternden Geheimratsecken und am Zurückgehen des vorderen Haaransatzes sowie an der Formation von

Kahlstellen auf dem Ober- und Hinterkopf zu erkennen. Bei manchen Frauen verläuft diese Art von Haarausfall nach dem gleichen Muster, allerdings kommt es oft zu Verwechslungen mit dem diffusen Typ, denn generell verlieren Frauen über die gesamte Kopfhaut verteilt Haare.

Der diffuse Haarausfall kann durch Medikamente, Krankheiten (Funktionsstörungen der Schilddrüse, Nieren-Blasen-Infektionen u.a.), Gifte (Amalgam, Drogen, Umweltgifte) oder Fehlernährung ausgelöst werden. Weitere Ursachen können Stress und emotionale Traumata sein. Nach **Haarausfall entsteht oft durch Stress** der Schwangerschaft oder dem Absetzen der Pille sowie im Klimakterium sinkt der Östrogenspiegel der Frau, was zu zeitweiligem oder andauerndem Haarausfall führen kann. Stresshormone wirken ähnlich wie männliche Hormone und verkürzen den Haarwachstumszyklus.

Kreisrunder Haarausfall wird mit einer Autoimmunerkrankung in Verbindung gebracht. Psychosomatische Ursachen werden ebenfalls in Betracht gezogen, sind aber noch nicht ausreichend erforscht. Hier entstehen verschieden große, gleichmäßig runde Flecken von kompletter Haarlosigkeit; die Ränder zwischen haarloser und gesunder Kopfhaut sind klar definiert.

Beim vernarbenden Haarausfall werden die Haarfollikel durch Verbrennungen, Verletzungen oder Entzündungsprozesse der Kopfhaut zerstört. Die Grenze zwischen zerstörten und gesunden Haarfollikeln ist nicht klar definiert. Nach einer Operation oder einem Unfall kann auch eine geradlinige haarlose Fläche entstehen.

Von der Diagnose zur Selbstbehandlung

Sicher kennen Sie jetzt Ihren Haarausfall-Typ und sind in der Lage, die individuellen Ursachen Ihres Haarausfalls konkreter zu benennen. Unser Ziel ist es zunächst, Ihren Haarausfall zu stoppen und dann neues Haarwachstum zu unterstützen – dafür müssen Kopfhaut und Haare in einen besseren Gesundheitszustand gebracht werden. Welcher der folgenden Teilbereiche

Durch gezielte Anwendungen zu gesundem Haar

meines Programms für Haargesundung für Sie besonders wichtig ist, hängt von Ihrer Testauswertung ab.

Das Haargenesungs-Tagebuch

Wichtig ist nicht, wie viel und was, sondern *dass* Sie jeden Tag etwas aus einem der hier aufgeführten Bereiche Vitalpflege, Ernährung, Yogaübungen, Kopfmassage, Energiearbeit, Gefühls- und Gedankenkraft für sich und Ihre Haare tun und dieses am Abend in Ihrem Haargenesungs-Tagebuch notieren. Durch das Anerkennen einfacher, wenn auch fast selbstverständlicher Handlungen wie zum Beispiel die Feststellung „Heute habe ich meine Haare langsam und sorgfältig gebürstet" oder „Ich habe meine Vitamine eingenommen", entsteht eine Dynamik, die zu weiteren positiven Verhaltensweisen anspornt.

18

Tipp: Behalten Sie die Veränderungen Ihrer Haare im Auge! Fotografieren Sie daher jetzt Ihren Haaransatz, und zwar an der Stirn, an den Seiten und am Hinterkopf; binden Sie – falls nötig – lange Haare zurück, sodass der Haaransatz gut zu sehen ist. Fotografieren Sie auch den Kopf als Gesamtbild. Notieren Sie das Datum. Dies ermöglicht Ihnen, den Zustand und die Entwicklung Ihrer Haare objektiv zu beobachten. Viele Leute verbringen zu viel Zeit damit, sich zu wundern, ob die Haare nun mehr oder weniger geworden sind.

Vitalpflege zur Vorbeugung und Behandlung von Haarausfall

Wenn Haare ausfallen, assoziieren wir damit spontan einen Mangel an Kraft und unser erster Impuls ist es, Kopfhaut und **Ihr Haar** Haarwurzeln etwas Gutes tun zu wollen. Dies er- **braucht Liebe** klärt die hohen Verkaufszahlen von Haarwässer- **und Fürsorge** chen und Ähnlichem, aber bringen sie auch die erhofften Resultate? Was Kopfhaut und Haaren garantiert guttut, ist die Aufmerksamkeit und Liebe, die sie durch die Anwendung derartiger Mittel erfahren. Was halten Sie davon, den Heilungsweg abzukürzen und den Haaren gleich – ohne alternative oder chemische Haarwuchsmittel, sondern mithilfe durchdachter Vitalpflege – Energie und Fürsorge zu schenken? Vitalpflege beugt Haarausfall vor und sorgt, falls dieser auftritt, für die Gesundung und Erhaltung des Haarbestandes. Vitalpflege wirkt innerlich und äußerlich:

- Bei der Behandlung des Haares von innen soll die Haarwurzel durch die Blutbahn (Ernährung, Blutzufuhr durch Bürsten, Massage) und durch die Harmonisierung des Nerven- und Hormonsystems (Entspannung, Anregung, emotionale Gesundheit) gestärkt werden.

● Die Behandlung von außen konzentriert sich auf den Haarschaft, um gespaltenes, raues und glanzloses Haar zu vermeiden.

Bei Haarausfall gilt grundsätzlich: Ruhe und Entspannung wirken der häufigsten Krankheitsursache, dem Stress, entgegen. Man sollte das Haar weniger reizen, also Einflüsse in Form von zu vielen chemischen Inhaltsstoffen und von zu viel Hitze (Föhnen, zu heißes Wasser) reduzieren. Kopfhaut und Haare werden stattdessen behutsam und energetisierend berührt (s. „Hände heilen Haare"). Reine Nahrung und reines Wasser unterstützen die Selbstheilungskräfte. Haar, das durch zu starke Eingriffe von außen zerstört wurde, kann nicht repariert werden und muss in einem sorgfältigen Prozess an den betroffenen Partien oder ganz abgeschnitten werden. Auch zu fest gebundene Haare (Ballerinafrisur) oder stramm geflochtene Afrofrisuren können durch anhaltenden Zug auf die Haarwurzeln Haarausfall verursachen. Am wichtigsten jedoch ist es, beim ersten Anzeichen von Haarausfall jegliche chemische Haarbehandlung und sogar Pflanzenfärbung **Chemische Haarbehandlung einstellen** sofort einzustellen. Dauerwellen und das Bleichen mit Wasserstoffperoxyd greifen die Haarstruktur an und können zum Abbrechen der Haarschäfte führen. Auch wenn es nur um Strähnchen geht, die ja die Haarwurzeln nicht direkt berühren, das Haar ist eine Einheit und kann als feiner, sensibler Teil unseres Körpers energetisch auf diesen Eingriff reagieren. Deshalb

21

müssen wir dieses vorerst ausschließen. Im Folgenden stelle ich Ihnen Haarpflegemittel und -werkzeuge vor, die Ihre optimale Haargesundheit unterstützen.

Naturbelassene Pflegeprodukte

Styling- und Pflegeprodukte müssen auf ihre Inhaltsstoffe hin überprüft und reduziert werden. Die meisten Shampoos, auch Naturkosmetik-Shampoos, enthalten Tenside: Das sind waschaktive Substanzen, die das schützende Fett der Kopfhaut lösen und die Gewässer belasten; sie machen zehn bis zwanzig Prozent eines Shampoos aus. Lesen Sie die Inhaltsangaben auf den Verpackungen! Zuckertenside (Cocoglucoside) sind wesentlich milder, aber auch seltener in Gebrauch als die aggressiven Laurylsulfate. Weitere zu vermeidende Tenside sind PEG (Polyethylenglykol), PPG (Polypropylglykol) sowie deren Derivate (Copolyol, Polyglykol, Polysorbate oder Laureth-Sulfat). Eine milde Form der Haarwäsche geschieht zum Beispiel mit Lavaerde, die keine oder wenig Tenside enthält und Kopfhaut und Haar durch Reibung kleiner Erdpartikel reinigt; Fett und unerwünschte Ablagerungen werden dabei absorbiert.

Benutzen Sie Pflegeprodukte ohne Tenside

Zur Auswahl von Naturkosmetik gehören Gespräche mit dem Verkaufspersonal sowie die Bereitschaft, Unbekanntes auszuprobieren und sich auf Neues einzulassen. Manchmal brauchen Kopfhaut und Haare etwas Übergangszeit, ähnlich wie beim Verbessern der Ernährungsweise. Die Faustregel lautet, je weniger tensidhaltiges Shampoo und je weniger herkömmliche Styling-produkte, desto besser. Als Alternative zum herkömmlichen Gel kann zum Beispiel das Gel der Aloe-Vera-Pflanze benutzt werden. Natürlicher geht's nicht!

Tipp: Die Begriffe „Shampoonieren" und „Haare waschen" ersetzen wir durch „Kopfhautwäsche". Wir tragen das Kopfhautreinigungsprodukt nur auf die Kopfhaut auf und beim Herausspülen werden die Haarschäfte abgespült und viel weniger belastet, als wenn sie kräftig gewaschen würden. Wie oft die Kopfhaut gereinigt werden sollte, ist individuell und hängt vom Lebensstil ab. Generell gilt, weniger ist besser.

Kamm und Bürste

Bürsten Sie auch bei Haarausfall unbedingt weiter. Gesunde Haare werden nicht ausgebürstet, Kopfhaut und Haarwurzeln brauchen vielmehr die Stimulierung und den milden Pflegeeffekt. Naturborsten-Bürsten sind Metall- und Plastikborsten-Bürsten insofern überlegen, da **Regelmäßiges Bürsten pflegt Ihre Haare** sie die natürlichen Talgablagerungen und Haarfette aufnehmen und schützend über den Haarschaft verteilen. Staub und Schmutz werden aus dem Haar herausgebürstet, was wiederum weniger Kopfhautwäsche erfordert. Eine gute Bürste passt sich entweder durch ihre gebogene Form oder ein pneumatisches

23

Kissen, in das die Borsten eingefügt sind, an die Kopfform an und dringt bis zur Kopfhaut durch. Wenn Sie sich eine Naturborsten-Bürste anschaffen, sollte Ihnen diese optisch und von Gewicht und „Handgefühl" her zusagen, denn diese wertvollen Bürsten können bei richtiger Pflege jahrelang halten. Es gibt auch wunderschöne Kämme aus heimischen Naturhölzern. Sich die Haare mit der Kraft eines Baumes zu kämmen, kann beleben und stärken.

Bioföhn

Föhnen Sie nur so wenig wie möglich. Verkürzen Sie die Zeit des Haaretrocknens, indem Sie mit zwei oder drei Handtüchern **Föhnen** das Wasser abtupfen und sie als Handtuchturban **strapaziert Ihr** benutzen. Halten Sie etwa vierzig Zentimeter Ab- **Haar unnötig** stand zum Haar und hören Sie auf, bevor das Haar ganz trocken ist, damit es nicht unnötig strapaziert wird. Besorgen Sie sich einen Föhn, der ionische Wirkung erzeugt. Es gibt sogar schon Lockenstäbe mit dieser modernen, wesentlich schonenderen Technologie.

Reines Wasser

Glanz und Volumen der Haare werden stark von der Wasserqualität gefördert oder beeinträchtigt. Im besten Fall fließt das Wasser durch einen Filter, der Schmutz, Chlor und losgelöste Schwermetalle aus dem Dusch- und Trinkwasser herausfiltert.

Genauso wichtig sind Entkalkungsgeräte, besonders in Gegenden mit hartem Wasser. Man braucht sich nur vorzustellen, dass der Kalkrand, den man in der Kaffeekanne sieht, **Mehr Glanz** sich auf der Oberfläche der Haare niederlässt. Bis **und Volumen** Sie sich für eine Wasserfilterungs- und Entkalkungs- **durch reines** anlage entscheiden oder wenn Sie häufig auf Reisen **Wasser** sind, können Sie bei belastetem und hartem Wasser Ihre Haare mit abgefülltem Wasser waschen. Erwärmen Sie dazu einen halben Liter Wasser. Verteilen Sie das mit etwas (ebenfalls abgefülltem) Wasser verdünnte Shampoo direkt auf der Kopfhaut, ohne die Haare vorher nass zu machen. Vermischen Sie nun das warme Wasser mit einem halben Liter Wasser mit Zimmertemperatur und spülen Sie damit das Shampoo aus. Dieser Vorgang reicht als Kopfhautwäsche völlig aus. Dann spülen Sie die Haare mit einem weiteren halben Liter kühlem bis kaltem Wasser nach.

Apfelessig

Apfelessig, am besten aus biologischem Anbau, kann Haare von Seifen- bzw. Tensidresten sowie chemischen Stoffen befreien. Mischen Sie Apfelessig mit lauwarmem Wasser im Verhältnis 1:1 und spülen Sie damit Ihr Haar nach dem Shampoonieren. So wird es wunderbar weich und glänzend. Anstelle eines Shampoos können Sie auch Apfelessig für die Kopfhautwäsche verwenden.

Optimale und heilende Ernährung

Selbstverständlich überprüfen wir bei Haarausfall unsere Ernährungsweise.

Eine gesunde Ernährung unterstützt die Heilung *Was fehlt mir und meinen Haaren? Ernähre ich mich richtig? Sollte ich meinen Kaffee- oder Fettkonsum reduzieren? Muss ich mehr Obst essen?*

Diese Fragen lassen sich leicht mit den Grundsätzen einer gesunden Ernährung beantworten, die auch für die Behandlung von Haarausfall nützlich sind:

- Ausgewogene, frische, naturbelassene und vollwertige Kost, die in einer sinnlichen und entspannten Atmosphäre genossen wird, ist die Grundlage einer bewussten Ernährung. Sie gewährleistet die ausreichende Aufnahme von Mineralien, Spurenelementen, Vitaminen, Proteinen, Kohlenhydraten und Ballaststoffen. Gesunder Haarwuchs wird so gefördert; Stress kann Ihrem Körper wenig anhaben.

- Übertriebenes Fasten, Junk Food, ein hoher Kaffee-, Schwarztee- und Alkoholkonsum sowie eine durch übermäßiges oder hektisches Essen gestörte Verdauung können zu einer Mangelernährung und damit zur Mangelerscheinung Haarausfall führen.

Schwierig wird es jedoch, wenn es um Ihre eigene optimale Ernährung geht, denn die ist genauso individuell wie der umfangreiche Ursachenkreis des Haarausfalls. Heutzutage ist das Nahrungsangebot reichhaltig und vielfältig wie nie, unsere Ernährung wird daher zu einem lebenslangen, sich kontinuierlich verändernden Entwicklungs- und Erlebnisprozess.

Wenn Sie sich wegen Ihrer Ernährung nicht mehr schuldig fühlen oder unter Druck setzen wollen und Sie sich mehr Klarheit bei der Wahl Ihrer Lebensmittel wünschen, dann muss **Essen Sie, was** vor allem eins geschehen: Lernen Sie, sich selbst **Ihr Körper** und die Bedürfnisse Ihres Körpers bei der täglichen **braucht** Nahrungsaufnahme zu beobachten. Ob Sie sich momentan optimal ernähren, können Sie mithilfe folgender Fragen beobachten, erspüren und erproben:

1. Haben Sie einen Bezug zur Nahrungsquelle? D.h. vertrauen Sie darauf, dass das, was Sie essen, frisch und gehaltvoll ist?
2. Haben Sie Freude am Auswählen, Zubereiten und Präsentieren von Nahrung?
3. Sind Sie dankbar für das Empfangen von liebevoll zubereiteter und appetitlich angerichteter Nahrung?
4. Empfinden Sie Lust am Essen?
5. Gibt Ihnen die Nahrung Energie?
6. Genießen Sie die verschiedenen Geschmacksempfindungen – cremig, knusprig, feucht, trocken, sauer, süß usw.?
7. Empfinden Sie nach dem Essen ein wohliges Gefühl?

Optimal wäre Ihre Ernährung, wenn Sie den Großteil dieser Fragen mit „ja" beantworten können; denn dann essen Sie bereits, was Ihr Körper braucht. Ansonsten sollten Sie versuchen, Ihre Ernährung dementsprechend umzustellen – ganz im Sinne einer ganzheitlichen und gesunden Ernährungsweise. Richten Sie zum Beispiel Ihre Aufmerksamkeit einen Tag lang auf Ihr körperliches und psychisches Befinden während des Essens. Stellt sich selbst dann der gewünschte Erfolg bei der Behandlung Ihres Haarausfalls nicht ein, weichen wir auf die heilende **Gleichen Sie** Ernährung aus oder begeben uns in die Haar-**einen Mangel** Apotheke. Heilende Ernährung bei Haarausfall **oder Über-** bedeutet, die optimale Ernährung bewusst durch **schuss aus** verstärktes Konsumieren bestimmter Nahrungsmittel zu ergänzen bzw. sie durch Verzicht auf spezielle Lebensmittel zu entlasten: So wird ein bestehender Mangel oder Überschuss ausgeglichen und Gleichgewicht wiederhergestellt.

Übung – „Ausgewogene Ernährung"
Erst einmal müssen Sie überprüfen, ob Ihre Ernährungsweise unausgewogen ist. Zu diesem Zweck schreiben Sie all die verschiedenen Nahrungsmittel, die Sie im Laufe eines Jahres mindestens einmal konsumiert haben, in zwei Spalten: „regelmäßig" und „selten". Dann schreiben Sie all die Nahrungsmittel, die Sie im Laufe eines Jahres gar nicht gegessen haben, in eine dritte Spalte. Nun analysieren Sie die drei Spalten und schauen, ob

bestimmte Nahrungsmittel zumindest zeitweilig von einer Spalte in die andere wechseln sollten. Gibt es unter den regelmäßigen Nahrungsmitteln welche, die Sie vielleicht seltener oder gar nicht konsumieren sollten (nach den Grundsätzen einer natürlichen, gesunden Ernährung)? Unter den Nahrungsmitteln, die Sie selten oder gar nicht konsumiert haben, sind die zu finden, gegen die Sie eine Abneigung haben oder die Sie nicht vertragen, aber auch die, die Sie schlicht und einfach vergessen haben. Dies könnte Sie auf das hinweisen, was Ihnen womöglich fehlt. Diese Übung ist nicht so aufwendig, wie sie scheint, und hat doch einen beeindruckenden Effekt.

Übung – „Erträumen Sie sich Ihr Essen"

Fragen Sie sich jeden Morgen, was Sie heute am liebsten essen würden und was Ihr Körper-Geist-Seele-System braucht. Noch bevor Sie die Frage zu Ende gestellt haben, werden Bilder und Ideen aus Ihrem Bewusstsein auftauchen. Das Körper-Geist-Seele-System antwortet sofort. Versuchen Sie, mindestens einen Teil der Wünsche an diesem Tag umzusetzen. Durch diesen Feedback-Prozess wird die Stimme des Körper-Geist-Seele-Systems immer klarer und Sie wissen ganz genau, was Sie für Ihre Gesundheit und vor allem Ihre Haare jetzt brauchen.

Die Haar-Apotheke

Stellen Sie sich vor, wie Sie die Tür zu einer Haar-Apotheke öffnen. Dort befindet sich alles, was zu irgendeinem Zeitpunkt irgendeinem Menschen geholfen hat, den Haarausfall zu stoppen und den Haarwuchs zu regenerieren. Im Hintergrund ist eine Apothekerin damit beschäftigt, neue Haarheilungsrezepte zu entwickeln.

Mit Naturheilmitteln den Haarausfall stoppen

In einer Ecke stehen Hunderte von kleinen Fläschchen, die kleine weiße Kügelchen enthalten. In der anderen Ecke stehen Regale mit Tinkturen. In einem weiteren Bereich gewähren große Glasgefäße Einsicht in Kräuter aus einheimischen und exotischen Gebieten. Im Schaufenster sind die verschiedensten Nahrungsergänzungsmittel ausgestellt und im Thekenbereich befinden sich pharmazeutisch hergestellte Haarwuchsmittel. Spüren Sie, zu welchem Bereich Sie sich hingezogen fühlen.

Homöopathie

Bei Haarausfall werden über einhundertfünfzig verschiedene homöopathische Heilmittel in Betracht gezogen. Für eine erfolgreiche Medikation muss man die konkrete Ursache kennen. Haarausfall kann zum Beispiel nach Verlust, Tod oder Scheidung (hier gibt man Natrium muriaticum), nach einer schweren akuten Erkrankung (hier hilft Thallium) oder nach der Geburt eines Kindes und damit einhergehendem, starkem Körpersäfteverlust (dann wirkt China officinalis) auftreten. Einige der sogenannten hochwertigen Mittel, die bei Haarausfall unterstützen, sind: Aurum, Barium, Carbo vegetabilis, Graphites, Lachesis, Lycopodium, Natrium Muriaticum, Phosphor, Sepia, Silicea, Sulphur oder Thuja. Das homöopathische Mittel Arnika hilft bei Verletzungen und bei Schock, also auch nach traumatischen Haarbehandlungen und daraus folgendem Haarausfall.

Nehmen Sie nun den Fragebogen des zweiten Kapitels zu Hilfe, denn die dort gesammelten Informationen helfen Ihnen, das für Sie richtige Mittel zu bestimmen. Besonders wenn Haarausfall in Zusammenhang mit Organerkrankungen auftritt oder stressbedingt ist, hat eine homöopathische Behandlung große Erfolgschancen. **Homöopathie hilft beim stressbedingten Haarausfall**

Kräuterkunde

Die Kräuterkunde, bei der einheimische oder fremde Kräuter zur Heilung von Haarausfall eingesetzt werden, ist insofern greifbarer als die Homöopathie, als dass die Pflanze sichtbar ist. Sie setzt auf der physischen Ebene an – im Gegensatz zur feinstofflichen Ebene – und dehnt ihre Wirkung auf das gesamte Körper-Geist-Seele-Gefüge aus. Bewährte Hausmittel wie Brennnesseln oder auch chinesische Kräuter, von einem in Traditioneller Chinesischer Medizin ausgebildetem Arzt verschrieben, können durch ihren ausgleichenden Effekt Haarausfall umkehren. Kräuter wirken in Form von Tees, Umschlägen und Bädern.

Zum Beispiel können Sie getrocknete Brennnesseln innerlich als **Eine Tee-** Tee und äußerlich als „Teespülung" anwenden. **spülung** Brühen Sie eine Handvoll Brennnesselblätter auf **stärkt den** und lassen Sie diese zehn Minuten ziehen. Dann **Haarwuchs** gießen Sie den Tee durch ein Sieb und verteilen den Sud auf Ihren gewaschenen Haaren. Die Spülung sollte mindestens zehn Minuten wirken; Sie können jedoch auch erst mit der nächsten Haarwäsche ausspülen.

Haarausfall geht oft mit bestimmten Organschwächen einher. Laut der Traditionellen Chinesischen Medizin hat Haarausfall meistens mit einer Schwächung der Nieren zu tun. Sie können ganz gezielt Nierenblasentee zur Unterstützung trinken. Ebenso werden Shou Wu Pian und Chuan Xiong bei Haarausfall und vorzeitigem Ergrauen der Haare eingesetzt.

Äußerlich anwendbare Tinkturen

Haarwasser, Tinkturen und Öle können ihre Heilwirkung auf Kopfhaut und Haare auf verschiedene Art und Weise entfalten: Sie können die Blutzufuhr fördern, den pH-Wert der Kopfhaut ausgleichen und energetisch oder biochemisch auf den Haarwuchs einwirken. Dabei spielt die Anwendung, die aus verstärkter Aufmerksamkeit, Berührung und Massage besteht, immer auch eine Rolle. Achten Sie auf die Inhaltsstoffe. Diese Heiltinkturen sollten möglichst keinen Alkohol enthalten und ebenso keine chemischen Farb-, Duft- und Konservierungsstoffe.

Die Pflanze Arnika, in Olivenöl angesetzt, ist eine wahre Wohltat für Ihr Haupt, besonders wenn sich Kopfhaut und Haar verwundet anfühlen – zum Beispiel aufgrund einer aggressiven Behandlung.

Arnika beruhigt Ihre gereizte Haut

Bei Haarausfall kann der Saft der Ingwerwurzel direkt auf die Kopfhaut aufgetragen werden oder Sie können eine abgeschälte Ingwerknolle in kleine Scheiben schneiden und für ein paar Minuten kochen. Lassen Sie den Ingwertee ziehen und wenn er abgekühlt ist, spülen Sie Kopfhaut und Haare damit; lassen Sie die Spülung einwirken, so lange es Ihnen angenehm ist.

Ein paar Tropfen von einem der Aromatherapieöle Lavendel, Lorbeer, Rosmarin, Bergamotte, Basilikum, Rosenholz, Rose, Salbei, Sandelholz, Eukalyptus, Geranium, Kamille, Zitrone, Jasmin oder Ingwer können Sesam-, Mandel- oder Jojobaöl zugesetzt und in die Kopfhaut einmassiert werden. Riechen Sie an den verschiedenen Aromatherapieölen und wählen Sie aufgrund Ihrer spontanen Präferenz.

Nahrungsergänzungsmittel

Die Bausteine für gesundes Haar sind: Proteine, Vitamine, Mineralstoffe und Spurenelemente.

Wenn Sie Ihre Ernährungsweise optimieren möchten, schauen Sie zusammen mit einer Ernährungsberaterin oder einem Apotheker anhand Ihrer bereits aufgestellten Nahrungsliste nach einem möglichen Mangel. Dazu müssen Sie sich mit den in Ihrer Nahrung enthaltenen Vitaminen, Spurenelementen etc. vertraut machen und Verluste durch Kochen, Hitze und Tageslicht einkalkulieren. Dann vergleichen Sie das, was Sie einnehmen, mit den empfohlenen Tagesdosen. (Ausführliche Tabellen hierzu finden Sie im Internet.) Sie können auch eine Haaranalyse machen lassen oder den Muskeltest (Kinesiologie) anwenden. Manchmal können auch die Fingernägel Einsicht gewähren, solange diese nicht durch Nagellack oder Chemikalien verändert wurden. Zu beachten ist noch, dass Alkohol, Nikotin oder Koffein die Aufnahme von Vitaminen, Mineralstoffen und Spurenelementen stark beeinträchtigen können. Viele Vitaminpräparate werden auch chemisch hergestellt und können nicht auf natürliche Weise absorbiert werden. Lesen Sie daher unbedingt die Produktbeschreibung.

Vitamine und Spurenelemente für gesundes Haar Generell konzentriert sich die gezielte Nahrungsergänzung bei Haarausfall auf folgende Grundstoffe, die einzeln oder als Kombinationspräparate oder als herausragender Inhaltsstoff einer Pflanze vermarktet werden:

Eisen ist Bestandteil des Blutfarbstoffs Hämoglobin und transportiert den lebenswichtigen Energiespender Sauerstoff in jede Körperzelle. Nach Blutverlust, bei starker Menstruation und selbst bei einer ausgewogenen Ernährung kann Eisenmangel im Einzelfall zu Haarausfall führen. Weiche, brüchige Nägel mit Querrillen und dünnes, glanzloses Haar können auf Eisenmangel hinweisen. Vor zu viel Eisenaufnahme muss aber auch gewarnt werden, da diese ebenfalls dem Körper schaden kann.

Kupfer ist ein Spurenelement und Bestandteil vieler Enzyme, die Stoffwechselprozesse im Körper und in den Haarzellen regulieren. Kupfer beeinflusst die Haarstruktur und ein Mangel führt zu dünnem, brüchigem Haar.

Zink, Bestandteil zahlreicher Enzyme und unerlässlich für die Bildung neuer Zellen, fördert das Haarwachstum sowie gesunde Haut und Nägel. Zink schützt vor Entzündungen der Haarwurzel und der Kopfhaut. Nägel mit weißen Flecken und Querrillen können auf allgemeinen Zinkmangel hinweisen.

Kalzium stärkt Nägel und Haare.

Kieselerde hilft bei brüchigen Nägeln und Haarausfall.

Vitamin A (Retinol) ist bei der Vorbeugung von Haarausfall eines der wichtigsten Vitamine, da es das Austrocknen oder Verstopfen der Talgdrüsen verhindert. Somit bleibt der Haarfollikel feucht und das Haar geschmeidig. Zu viel Vitamin A kann allerdings auch Haarausfall verursachen. Die empfohlene Tagesmenge (1,0 Milligramm) darf nicht überschritten werden.

Vitamine des B-Komplexes, vor allem Vitamin B_3 (Niacin), Vitamin B_5 (Pantothensäure) und Vitamin B_6 (Pyridoxin), haben einen stärkenden Einfluss auf den Stoffwechselvorgang der Haarwurzel. Sie tragen zur Gesundheit von Haut und Haaren bei, haben einen regulierenden Effekt auf die Talgdrüsen und schützen vor Entzündungen. Folsäure (B$_9$) ist essenziell für die Zellerneuerung.

Biotin, auch Vitamin H oder Schönheitsvitamin genannt, ist ebenfalls ein lebenswichtiger Nährstoff, der Haut, Haaren und Nägeln guttut. Schutz gegen Entzündungen, das Geschmeidigmachen der Haut und die Kräftigung des Haarschafts werden ihm zugute gehalten. Weiche, brüchige Nägel mit Querrillen können einen Biotinmangel anzeigen.

Pharmazeutisch hergestellte Haarwuchsmittel

Mitverantwortlich für den erblich bedingten, zunehmenden Haarausfall ist Dihydrotestosteron (DHT), das mithilfe eines Enzyms aus dem männlichen Hormon Testosteron gebildet wird. DHT schränkt das Haarwachstum ein und verursacht das Absterben der Haarwurzel. Chemisch hergestellte Haarwuchs-

Eingriff in biochemische Prozesse mittel mit dem pflanzlichen Inhaltsstoff Sägepalmenextrakt versuchen zu verhindern, dass sich das Enzym 5-Alpha-Reduktase mit dem freien Testosteron verbindet und DHT bildet. Äußerlich anwendbare chemische Haarwuchsmittel, die den Wirkstoff Minoxidil enthalten, können den Haarfollikel vergrößern und somit ein Nachwachsen der Haare begünstigen. Manche dieser Präparate sind verschreibungspflichtig, Nebenwirkungen sind möglich und die Wirkung ist individuell unterschiedlich.

Yogaübungen für Haupt, Haar und Aura

Kundalini Yoga nach Yogi Bhajan ist eine dynamische Form des Yogas, bei der Körperhaltungen und Bewegungen (Asanas), Atemübungen (Pranayama), Fingerhaltungen (Mudras) und Mantras (Meditationswörter) kombiniert werden. Dabei sollen bestimmte grundsätzliche Ziele wie Gleichgewicht, **Yoga stärkt** Entspannung, Erkenntnis oder ein Zuwachs an Ener- **die Nerven** gie und ganz spezielle Ziele wie Nervenstärkung **und entspannt** oder Heilung von Rückenschmerzen erreicht werden. Ideal ist es, diese Übungen vor dem Erhalt einer Kopfmassage oder eines stimulierenden Haarschnitts zu machen, weil dann der Blutkreislauf schon angeregt ist und die gröbsten Verspannungen aufgelöst sind. Hier lernen Sie einige effektive Grundübungen kennen, die Sie in der vorgegebenen oder jeder beliebigen Reihenfolge ausprobieren können.

Tipps:

- Üben Sie mit leerem Magen und trinken Sie vorher und hinterher viel Wasser.
- Atmen Sie durch die Nase ein und aus. Sie können beim Üben Ihre Augen schließen, wenn Sie wollen.

- Machen Sie jede Übung zwei bis drei Minuten lang. Wichtig ist, dass Atem und Bewegung im Einklang sind.
- Wenn es Ihnen nicht möglich ist, auf dem Boden zu sitzen, können Sie die Übungen teils auch auf einem Stuhl machen.
- Der Wechsel von Anspannung und Entspannung ist wesentlich beim Yoga. Nehmen Sie sich nach jeder Übung mindestens eine Minute Zeit zum Einatmen, Ausatmen und Entspannen! Gestehen Sie sich nach den Yogaübungen eine längere Entspannungsphase zu.

Einstimmung

Setzen Sie sich bequem in den Schneidersitz. Richten Sie die Wirbelsäule auf und lehnen Sie Ihre aneinander gelegten Hand-

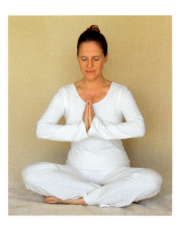

flächen an die Mitte ihres aufrechten Brustkorbs; die Unterarme sind dabei parallel zum Boden. Wenn Sie die Daumen sanft, aber bestimmt an die Mitte der Brust pressen, stimulieren Sie dabei Ihr Herzchakra. Atmen Sie ein- bis zweimal bewusst ein und aus. Singen, sagen oder denken Sie dann das Mantra „Ong Namo – Guru Dev Namo": „Ich verbeuge mich vor

der unendlichen Lebensenergie und der göttlichen Weisheit."
Atmen Sie ein und mit dem Ausatmen sagen Sie „Ong Namo",
dabei halten Sie jedes Wort etwa fünf Sekunden lang. Atmen Sie
wieder ein und mit dem Ausatmen sagen Sie „Guru Dev Namo",
wobei Sie jedes Wort etwa drei Sekunden lang halten.

Schulterentspannung

Bleiben Sie weiterhin im Schneidersitz, legen Sie nun die Hände
auf Ihre Knie. Mit dem Einatmen ziehen Sie beide Schultern
bis zu den Ohren hoch und mit dem Ausatmen lassen Sie sie
herunterfallen.

Effekt: Löst Schulterverspannungen und lässt die Energie freier in
den Kopfbereich (Kopfhaut und Haare) fließen.

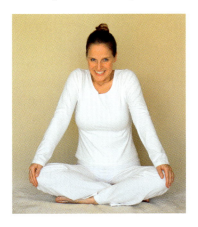 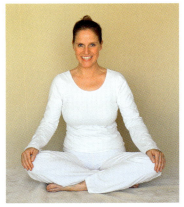

Nackenrolle

Bleiben Sie im Schneidersitz, Ihre Hände liegen entspannt auf den Knien. Nun senken Sie den Kopf nach vorn, als ob Sie mit dem Kinn Ihren Brustkorb berühren wollten. Atmen Sie tief ein und rollen Sie den Kopf langsam über die rechte Schulter nach hinten und dann mit dem Ausatmen über die linke Schulter nach vorn. Nach etwa zwei bis drei Minuten wechseln Sie die Richtung.

Effekt: Löst Nackenverspannungen und lässt die Energie freier in den Kopfbereich (Kopfhaut und Haare) fließen.

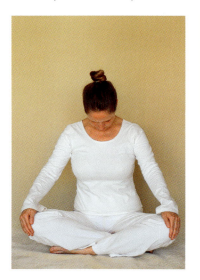 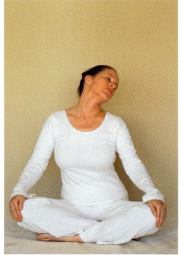

Katze – Kuh

Begeben Sie sich auf alle viere. Die Hände sollten sich in gerader Linie unter den Schultern befinden. Mit dem Einatmen schieben Sie den Brustkorb vor und heben das Kinn an. Mit dem

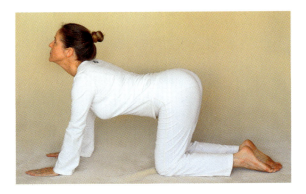

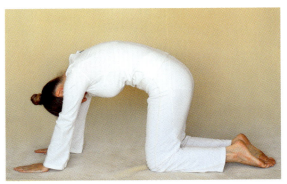

41

Ausatmen machen Sie den Rücken rund und bringen das Kinn zur Brust. Anstatt sich auf die Hände zu stützen, können Sie auch Ihre Fäuste nehmen.

Effekt: Kräftigt und lockert die Rücken- und Bauchmuskulatur, macht flexibel, massiert die inneren Organe; lässt die Energie freier durch den gesamten Körper fließen.

Gebetsposition

Knien Sie sich hin und setzen Sie sich auf die Fersen. Legen Sie dann die Handflächen aneinander und beugen Sie sich nach vorn, bis Ihre Stirn den Boden berührt und die Arme nach vorn ausgestreckt auf dem Boden liegen. Wenn Sie Platz für Ihren Bauch brauchen, können Sie die Beine etwas spreizen. Der Po sollte auf den Fersen liegen; nehmen Sie, wenn nötig, ein Kissen zu Hilfe, um den Abstand zu verkürzen. Entspannen Sie sich und fühlen Sie, wie die Energie in Ihren Kopf fließt und Ihr Atem in den unteren Rücken und zu den Nieren. Wenn Sie möchten,

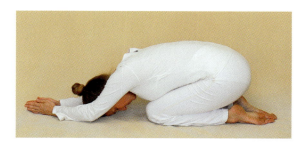

können Sie die Arme auch an Ihre Körperseiten legen (Babyposition) oder die Hände unter die Stirn.

Effekt: Löst Verspannungen, besonders im unteren Rücken und verstärkt die Blutzufuhr in den Kopfbereich.

Dreieck

Nehmen Sie die gleiche Ausgangsposition ein wie bei der Katze-Kuh-Übung. Doch nun bringen Sie Ihr Gesäß in die Höhe und drücken Arme und Beine durch. Es hilft, wenn Sie Ihre Hände und Füße nicht parallel stellen, sondern Finger und Fußspitzen etwas nach außen drehen und auf den Zehenspitzen stehen.

Effekt: Löst Verspannungen, stärkt die Nerven und steuert die Energie in den Kopfbereich.

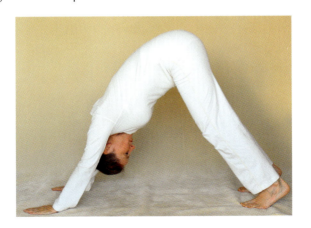

Herzstärkung

Setzen Sie sich wieder in den Schneidersitz und heben Sie Ihre Arme seitlich so weit an, dass sie in etwa einen 90-Grad-Winkel bilden. Atmen Sie lang und tief in den Bauch hinein. Spüren Sie Ihrem Atem nach. Zum Abschluss der Übung bringen Sie mit dem Einatmen Ihre Hände und ausgestreckten Arme über dem Kopf zusammen. Mit dem Ausatmen kämmen Sie sanft mit den ausgestreckten, seitlich heruntergleitenden Armen Ihre Aura.

Effekt: Stärkt das Immun- und Nervensystem, das Herz, die Lunge und das elektromagnetische Feld (die Aura).

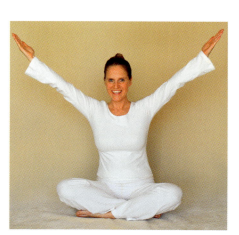
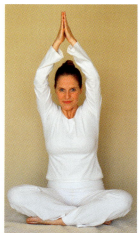

Ausklang

Setzen Sie sich in den Schneidersitz, bringen Sie wieder Ihre aneinandergelegten Hände vor die Brust und singen, sagen oder denken Sie dreimal das Mantra „Sat Nam". Dabei wird das „Sat" lang gezogen („Saaaaaaat", etwa acht Sekunden) und das „Nam" kurz gehalten (etwa drei Sekunden). Wenn Sie möchten, können Sie sich dann in Dankbarkeit kurz verbeugen.

Hände heilen Haare

Die einfachste Form von Heilung geschieht durch spontanes oder bedachtes Auflegen der Hände. Unsere Hände sind die Verlängerung unseres Herzens und unseres Gehirns. Was unsere Hände bewirken und bewerkstelligen können, ist unbegrenzt.

Heilung durch meine Hände

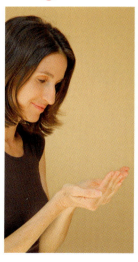
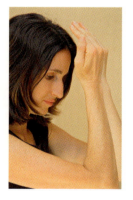

Schauen Sie eine Minute lang in Ihre nach oben gerichteten, zu einer Schale geformten Handflächen. Stellen Sie sich vor, wie sich in dieser Schale Heilenergie sammelt. Wenn Sie das Gefühl von Fülle haben, heben Sie Ihre Hände sanft auf Ihr Haupt zu und lassen die angesammelte Energie auf Kopfhaut und Haare fließen. Wiederholen Sie diese heilsame Übung mehrmals am Stück und machen Sie sie mindestens zweimal täglich, da sie zur Beruhigung Ihres Nervensystems beiträgt. Gedanklich können Sie diese Anwendung mit Dankbarkeit für die Heilung Ihres Haarausfalls begleiten: „Danke für die Heilung meiner Haare und meiner Kopfhaut. Weil ich geheilt werde, verschwindet das Symptom."

Heilung durch deine Hände

Bitten Sie eine Ihnen angenehme Person, Ihren Haaren und Ihrer Kopfhaut durch ein ganz einfaches Handauflegen Energie zukommen zu lassen. An wen haben Sie eben spontan gedacht? Diese Person sollten Sie 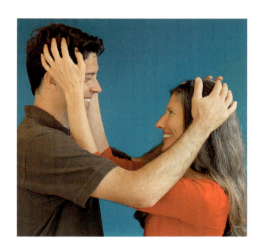 fragen! Es mag Sie überraschen, aber Menschen aller Altersgruppen, also auch Kinder, Jugendliche und Senioren, können für so eine Berührung offen sein. Das Wissen um die Heilkraft der Hände und die Freude am Helfen steckt tief in jedem Menschen.

47

Eigenmassage

Die folgenden bewährten Finger- und Handbewegungen regen die Durchblutung an, indem sie stimulieren und Verspannungen auflösen. Sie können jede einzeln, in der vorgegebenen oder jeder beliebigen Reihenfolge ausüben. Bitte denken Sie daran, diesen Vorgang mit tiefem Atmen zu begleiten.

1. Kämmen Sie Kopfhaut und Haare mit Ihren Fingern; immer von unten nach oben, fünf- bis zehnmal **1**.
2. Kratzen Sie Ihre gesamte Kopfhaut leicht mit den Fingernägeln, auch wieder von unten nach oben **2**.

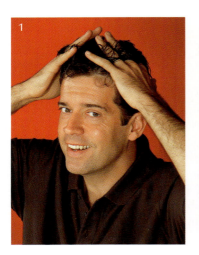
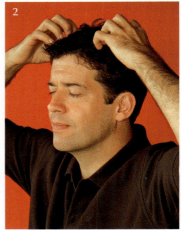

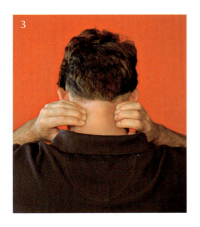

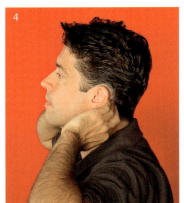

3. Legen Sie beide Hände auf Ihren Nackenansatz und lockern Sie das Gewebe mit einer Knetbewegung **3**. Gleiten Sie dann, weiterhin Druck ausübend, mit Ihren Händen seitlich am Hals entlang zu den Ohren. Massieren Sie erst um die Ohren herum **4** und dann die Ohren selbst. Dann ziehen Sie die Spannungen aus den Ohrläppchen heraus **5**.

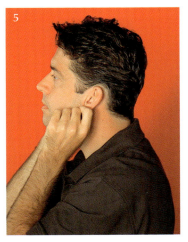

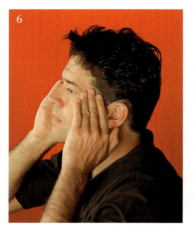

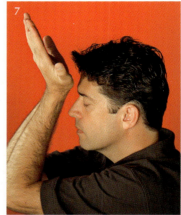

Massieren Sie Ihre Schläfen mit einer rotierenden Bewegung und streichen Sie abschließend Ihre Stirn glatt 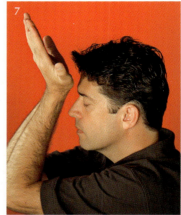. Damit haben Sie den Ring um Ihren Haaransatz aufgelöst und verspannte Energie freigesetzt.

4. Schieben Sie Ihre Kopfhaut nach vorne, zurück und seitwärts in beide Richtungen 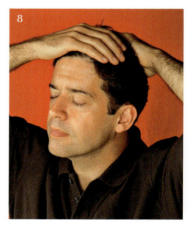.

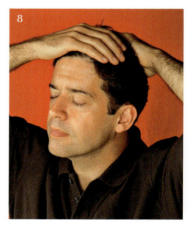

5. Massieren Sie Ihre Kopfhaut mit allen zehn Fingern gleichzeitig, indem Sie mit den Fingerspitzen Druck ausüben und zwanzigmal an einer Stelle abwechselnd im Uhrzeigersinn und dann entgegengesetzt rotieren 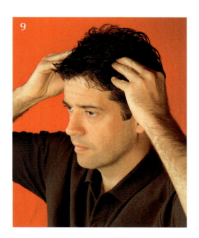. Fangen Sie im Nacken an, bewegen Sie sich dann an den Seiten entlang bis zu den Schläfen; massieren Sie Ihren gesamten Kopf.

6. Bei dieser Massage können Sie jeweils nur Zeigefinger und Daumen einer Hand einsetzen oder auch mehrere Finger mitmachen lassen. Drücken Sie kleine Kopfhautabschnitte für zwei bis drei Sekunden zusammen und lassen Sie dann los 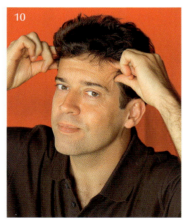. Fangen Sie dieses Mal am Stirnansatz an und konzentrieren Sie sich auf verspannte und spärlich behaarte Stellen.

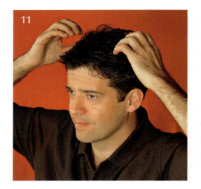

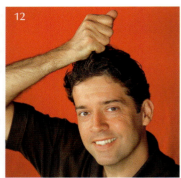

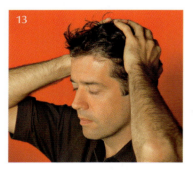

7. Trommeln Sie leicht mit den Fingern auf Ihre gesamte Kopfhaut 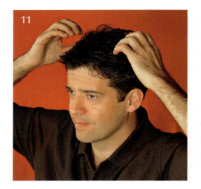.

8. Greifen Sie mit einer Hand kleine Haarsträne und ziehen Sie diese mit sanfter Kraft im rechten Winkel zur Wuchsrichtung in die Höhe 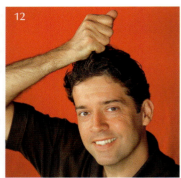, halten Sie sie für fünf Sekunden und lassen Sie dann die Haare los. Fangen Sie im Nacken an und gehen Sie über die Seiten nach oben.

9. Zum Abschluss streichen Sie mit den Händen über Ihr Gesicht, dann nach oben über die Stirn, über Ihre gesamte Kopfhaut und alle Haare 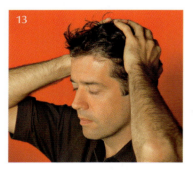. Schütteln Sie abschließend die Hände aus.

Von einer liebevollen Person massiert zu werden, ist natürlich ebenso ein großer Genuss und hat viele therapeutische Effekte. Außerdem ist die Kopfhaut eine Reflexzone mit Hunderten von Akupunkturpunkten und Energiemeridianen, deren Aktivierung dem ganzen Körper guttut. Wie beim Bürsten gilt auch bei Kopfhautmassagen, dass diese Ihren Haaren äußerst guttun und Sie dadurch nicht mehr Haare verlieren.

Ein heilender Haarschnitt

Das Heilungspotenzial eines Haarschnitts liegt zum einen in der Art der Berührung, wobei Sanftheit entspannt, Bestimmtheit jedoch stimuliert.

Zum anderen liegt Kraft in der Schneidetechnik. Bei Haarausfall verschafft eine Stumpfschneidetechnik dem Haar die meiste Fülle. Stufen sind nicht von Vorteil. Je kleiner die abgeteilte Haarsträhne, desto **Eine spezielle Schneidetechnik stärkt Ihr Haar** präziser wird geschnitten und desto dichter wird und wirkt das Haar. Wenn zusätzlich jede einzelne Haarpartie im rechten Winkel zur Wuchsrichtung gezogen wird und die Schere die Enden des ausgestreckten Haars abschneidet, findet eine Energetisierung des Akupunktursystems sowie eine Durchblutungssteigerung statt. Die Original-Hair-Balancing-Haarschneidemethode nach dem Amerikaner Mercury Yount hat diese Elemente perfektioniert und zudem eine Abfolge der Schnittwinkel kreiert, die nach einer Formel der heiligen Geometrie aus dem Haar eine geometrische Struktur macht, die das „Organ" Haar in seiner Gesamtheit stärkt. Die ideale Umgebung für einen heilenden Haarschnitt ist ruhig, ästhetisch und privat. Biofriseure bieten **Lassen** solche Haarbehandlungsrefugien an. Wenn Sie zu **Sie Ihre** Ihrem herkömmlichen Friseur gehen, bitten Sie ihn **Sorgen los** darum, Sie eventuell für einen Sonderzuschlag außerhalb der normalen Ladenöffnungszeiten zu behandeln. Wenn Haare geschnitten werden, passiert immer viel mehr, als man mit bloßen Augen sehen kann. Lassen Sie bewusst das Alte los in dem Vertrauen, dass Raum für Neues geschaffen wird.

Tipps:

- Wenn Sie Ihren Heilhaarschnitt mit geschlossenen Augen genießen, stellen Sie sich vor, dass Sie und der Friseur sich in einer Pyramide befinden. Die Pyramide – eine der kraftvollsten geometrischen Strukturen – stärkt das, was sich in ihr befindet und was sie umgibt.
- Haarschneidetermine bei Haarausfall sind gemäß westlicher Astrologie unter Beachtung des Mondzyklus am besten in die zweiwöchige Phase des zunehmenden Mondes zu legen. Zur Stärkung der Haarwurzeln sollte der Mond in den Wasserzeichen Krebs, Skorpion, Fische oder in den Erdzeichen Stier und Steinbock stehen. (Sie können die erforderlichen Informationen einfachen Mondkalendern entnehmen.)

Energiearbeit mit Edelsteinkämmen

Mithilfe von Energiearbeit, sei es durch Handauflegen, Auraarbeit, Reiki, Musik- und Farbtherapie oder Edelsteintherapie, wird versucht, dem Körper-Geist-Seele-Gefüge auf feinstofflicher Ebene genau das zu geben, was ihm fehlt, um auf physischer Ebene gesunde Haare zu schaffen und zu erhalten.

Dabei ist es hilfreich, sich vorzustellen, was die Quantenphysik lehrt: Wir sind aus vibrierenden elektromagnetischen Lichtpartikeln zusammengesetzt. Jeder Teil der Materie, jede organische Zelle sendet elektromagnetische Felder aus und empfängt diese. Somit können die feinstofflichen Schwingungsfelder, die durch Energiearbeit, Musik oder Kristalle entstehen, das menschliche Schwingungsfeld auf vielerlei Weise beeinflussen.

Heilung auf der feinstofflichen Ebene

Seit Jahrhunderten wurden Edelsteine als Schmuck getragen. So bemerkten die Menschen, dass die Edelsteine bestimmte Gaben besitzen, die das Allgemeinbefinden oder auch einen spezifischen Körperteil positiv beeinflussen können. Heute werden Edelsteine im Bereich der ganzheitlichen Medizin eingesetzt (Edelsteintherapie) und wissenschaftliche Forschungen dokumentieren heilende Wirkungen auf den emotionalen und

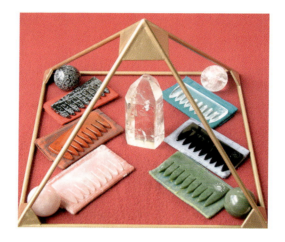

den physischen Körper. Sie können Edelsteine für die Heilung Ihres Haarausfalls in Form von Stäben, Massagekugeln und **Die Kamm-** Kettenanhängern einsetzen. Sie können sie als **form ist** Rohstein unter Ihr Kopfkissen legen oder bei sich **hilfreich** tragen. Die Form des Edelsteins als Kamm ist bei Haarausfall besonders praktisch: Kämme sind uralte matriarchalische Symbole. In Indien und bei einigen indianischen Stämmen repräsentiert der Kamm Regen und kündigt neues Wachstum, junges Leben und Erneuerung an. Der Kamm ist ein „weibliches" *Yin*-Werkzeug im Gegensatz zur Schere, einem „männlichen" *Yang*-Werkzeug, das Neues von Altem trennt. Die Bewegungen eines Kamms durch die Haare sind sanft und beruhigend. Mit einem Edelsteinkamm spüren Sie die Kraft und Schönheit der Kristall- und Edelsteinenergie und beeinflussen gleichzeitig Ihr gesamtes energetisches System! Dabei hat jeder Stein eine ganz eigene Energieschwingung.

Der Rosenquarzkamm

Rosenquarz ist der Stein der Liebe. Er hat die Fähigkeit, Negativität zu klären (Wut, Ärger, Eifersucht, Angst) und Gefühle des Selbstvertrauens, der Eigenliebe und des inneren Friedens zu stärken. Rosenquarz ist ein wichtiger Stein in Zeiten von emotionalem Stress (Trennung, Verlust eines geliebten Menschen oder berufliche Schwierigkeiten). Seine leichte rosafarbene Schwingung zieht engelhafte Energien an. Im Bereich ganzheitlicher Medizin wird der Edelstein für die Verbesserung des Herz-Kreislauf-Systems, der Fruchtbarkeit, der Linderung von Hals-, Nasen-, Ohrenproblemen sowie bei Kopfschmerzen, Migräne und sexuellen Störungen eingesetzt. Rosenquarz kann die Nieren und den Blutkreislauf stärken und hilft womöglich beim Entgiften.

Der Bergkristallkamm

Bergkristall ist der Stein des Lichts. Seine Transparenz lässt alle Farben des Spektrums hindurch und kreiert Regenbögen in sich und um sich herum. Der Bergkristall löst Blockaden im Energiefluss und reinigt das Energiefeld des Menschen. Er ist besonders mit dem Kronen-Chakra verbunden und kann in ganzheitlicher Heilarbeit dazu verwendet werden, die Kommunikations- und Lichtkanäle zu öffnen. Bergkristall kann mentale Fähigkeiten wie Klarheit und Konzentration stärken. Von allen Edelsteinen ist Bergkristall am leichtesten für die Heilung des spirituellen und physischen Körpers zu benutzen und zu programmieren. In der ganzheitlichen Medizin wird Bergkristall eingesetzt, um allgemeine Schmerzen, Kopfschmerzen, Schwindel und Verdauungsprobleme zu lindern.

Der Jadekamm

Jade ist der Stein der Stärke. Man sagt, er segne alles, was er berührt. Jade bewirkt bei seinem Träger Weisheit, inneren Frieden und die Hingabe an einen höheren Sinn. Die chinesische Medizin diagnostiziert Haarausfall häufig als Folge von Nieren- und Blasenstörungen; hier hat Jade einen heilenden Effekt: Bei einer ganzheitlichen Behandlung nutzt man die kühlende Energie des Jadekamms und zieht ihn vor allem am Nieren- und Blasenmeridian entlang.

Der Schneeflockenobsidiankamm

Schneeflockenobsidian ist der Stein der Wahrheit. Auf psychischer Ebene erinnert er uns daran, zu fließen, uns zu erweitern und uns durch Veränderungen in unserem Leben verschönern und stärken zu lassen. Der Edelstein wird durch das schnelle

Abkühlen von Lava geformt. Dieser Prozess energetisiert ihn mit kreativen Strömen, die einengende, negative Muster und Gedanken aus uns herauswaschen. Der Schneeflockenobsidian steht für Transformation und Erneuerung. In der Edelsteintherapie wird er zur Schmerzlinderung eingesetzt (bei Narben, Wunden, Krämpfen, Arthritis). Er soll entgiftende Effekte haben und die innere und äußere Sehkraft stärken. Dieser besondere Edelsteinkamm kann uns in Zeiten unterstützen, in denen wir das loslassen müssen, was uns nicht mehr dient.

Der Onyxkamm

Onyx hat den Ruf, die Konzentrationsfähigkeit und die Hingabe zu fördern. In der Edelsteintherapie wird er bei Hörproblemen, Herzschmerzen und Geschwüren eingesetzt. Auf psychischer Ebene soll er beim Trauern helfen sowie Selbstkontrolle und Entscheidungsfähigkeit fördern. Er bringt Behandelten mehr in Kontakt mit sich, sodass sich sein Körpergefühl verbessert und er wieder mit beiden Beinen fest auf der Erde steht. Onyx wird auch benutzt, um Negativität von anderen entweder zu absorbieren und in sich umzuwandeln oder abzuleiten.

Der rote Jaspiskamm

Der rote Jaspis repräsentiert das Blut des Lebens, die Erde und Afrika, wo er gefunden wird. Roter Jaspis enthält Eisenoxid, das in der Medizin bei starken Blutungen eingesetzt wird. Davon wurde abgeleitet, dass der rote Jaspis bei Bluterkrankungen und Störungen heilsam wirkt und allgemein den Blutkreislauf und die Sexualität anregt. Roter Jaspis stärkt die Willenskraft und ermutigt zum Handeln. Gleichzeitig hat er aber auch einen stabilisierenden Einfluss und wirkt beruhigend. In der Edelsteintherapie wird er bei Depressionen und Reizbarkeit, Verdauungsstörungen, Blasenproblemen und Gallenerkrankungen eingesetzt. Der rote Jaspiskamm kann die inneren Rhythmen und den Fluss der Lebensenergie regenerieren und ausgleichen.

Tipp: Die Wahl des für Sie geeigneten Edelsteins geschieht intuitiv. Vertrauen Sie dabei dem Gesetz der Anziehungskraft. Welcher Stein spricht Sie an und gibt Ihnen ein Gefühl von Stärke und Inspiration? Schließen Sie Ihre Augen, atmen Sie tief ein und aus. Bitten Sie Ihr höheres Selbst, Ihnen in den nächsten Tagen einen Edelstein ganz speziell für Ihre Haare zu zeigen – vor Ihrem inneren Auge oder in Ihrer äußeren Welt.

Botschaften der Seele

Wir leben in einer Welt der Dualität. Oft sehen wir nur eine Seite der Medaille, die gute oder die schlechte. Gerade bei Erkrankungen fällt es schwer, den Sinn und den versteckten Segen zu erkennen. Auch wenn Haarausfall nur negativ zu sein scheint: Versuchen Sie ganz ehrlich und aufmerksam zu schauen, inwiefern Ihnen der Haarausfall etwas Gutes oder Vorteile gebracht hat.

Erkennen Sie den versteckten Segen Ihrer Erkrankung

Übung – „Die zwei Seiten"

Machen Sie eine Liste mit all den Vor- und Nachteilen von Haarausfall und versuchen Sie, die Anzahl gleichzuhalten. Das könnte etwa so aussehen:

Nachteile: 1. Ich fühle mich verletzlich.

2. Ich habe Angst, meine Haare vollständig zu verlieren.

Vorteile: 1. Ich achte jetzt mehr auf meine Gesundheit.

2. Ich habe meine Prioritäten neu überdacht.

Das Erstellen der Liste hilft Ihnen, mehr Neutralität zu spüren. Der Sinn der Übung ist es, Ihren negativen Gefühlen und Gedanken die Übermacht zu nehmen und Sie mehr in Ihre Mitte zu bringen.

Affirmation

Unsere Gedanken kreieren unsere Realität. Machen Sie sich jedoch keine Sorgen, dass Ihre unbewussten negativen Gedanken Ihren Haarausfall verschlimmern können. Ein positiver Gedanke kann hunderte von negativen Gedanken aufwiegen. Affirmationen helfen uns, eine innere Realität, einen Wunsch nach außen hin zu projizieren. Die effektivste Form der Affirmation ist es, sich für das, was man sich wünscht, zu bedanken. Dankbarkeit und Liebe sind die Zauberkräfte, die das gewünschte Resultat auf schnellstmöglichem Wege einladen. Wenn wir uns dankbar für unsere Heilung zeigen, aktiviert dies unsere Selbstheilungskräfte. Hier nun einige Beispiele für positive Affirmationen:

Selbstheilung durch positive Gedanken

Danke für meine Heilung.
Danke für meine gesunden, kräftigen, schönen Haare.
Ich bin geduldig und dankbar.
Ich finde die Lösung, die Lösung findet mich.
Ich bin im Gleichgewicht.
Ich bin gesund.
Meine Kopfhaut und Haare sind gesund.
Ich finde die Antwort in mir selbst.
Liebe ist die größte Heilkraft.
Ich liebe mich selbst,
ich liebe meinen Körper und meine Haare.

Mantras und Kraftworte

Mantras sind heilige Silben – zum Beispiel aus dem Sanskrit – und werden benutzt, um sich beim Chanten (Singen von Mantras) und Meditieren zu konzentrieren und ins Gleichgewicht zu bringen. Das Mantra „Har" etwa bedeutet „Gott" oder „das Göttliche". Wenn man das „R" in dem Wort „Har" rollt, schlägt die Zunge an die Gaumendecke und stimuliert damit bestimmte Energiepunkte und Bahnen, die mit unserem Nervensystem verbunden sind. Mantras werden wiederholt und mit der Atmung in Einklang **Inneres Gleichgewicht wiederherstellen** gebracht. Kraftworte kommen aus Ihrem geläufigen Wortschatz und signalisieren Ihrem Innern, dass der Haarausfall aus eigener Kraft gestoppt werden kann. Hier sind ein paar Beispiele:

Leben, Liebe, Sein, Vorbei, Loslassen,
Geduld, Lösung, Gesundheit, Balance,
Transformation, Vertrauen,
Danke.

Dieser Ratgeber möchte Sie bei der ganzheitlichen Heilung Ihres Haarausfalls unterstützen. Wählen Sie intuitiv aus den hier vorgeschlagenen Übungen und Anwendungen, Ihre innere Stimme hilft Ihnen dabei. Wenn Sie Ihre Kopfhaut energetisieren und Ihre Selbstheilungskräfte aktivieren, dann ist Haarausfall bestimmt bald kein Problem mehr für Sie!

Die Autorin

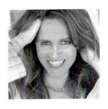 Linda Deslauriers, Jahrgang 1965, stammt aus Hamburg und lebt auf Maui (Hawaii). Sie hat ein Diplom im Fach Psychologie (Thema: Bedeutung der Haare für den Menschen), sowie einen Master of Arts im Fach Europäische Sprachen und Literatur (Thema: Haarsymbolik und Haarbilder in Grimms Märchen). Von 1987 bis 1990 absolvierte sie eine Ausbildung im so genannten „Hair Balancing", seitdem arbeitet sie als ganzheitliche Haarpflegespezialistin auf Hawaii und in Kalifornien. 2004 erschien ihr Buch „Haare im Licht".

Informationen über Termine, Seminare und Produkte von Linda Deslauriers finden Sie auf ihrer Webseite www.hairgarden.com

Kontakt:
linda@hairgarden.com

Kompetente *Ratgeber*
Praktische *Hilfe*

Ausführliche Informationen zu unseren Ratgebern und Autoren finden Sie im Internet unter www.nymphenburger-verlag.de

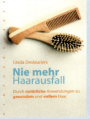

Linda Deslauriers
Nie mehr Haarausfall
Durch natürliche Anwendungen zu gesundem und vollem Haar

ISBN 978-3-485-01123-5
64 Seiten, farb. Abb

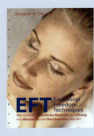

Jürgen A. Do...
EFT Emotional Freedom Techniques
Die verblüffend einfache Methode zur Lösung von Blockaden und Beschwerden aller Art

ISBN 978-3-485-01017-7
64 Seiten, farb. Abb.

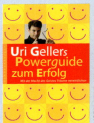

Uri Gellers **Powerguide zum Erfolg**
Mit der Macht des Geistes Träume verwirklichen

ISBN 978-3-485-01108-2
64 Seiten, farb. Abb

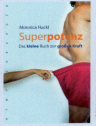

Monnica Hackl
Superpotenz
Das kleine Buch zur großen Kraft

ISBN 978-3-485-01110-5
64 Seiten, farb. Abb

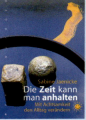

Sabine Jaenicke
Die Zeit kann man anhalten
Mit Achtsamkeit den Alltag verändern

ISBN 978-3-485-00880-8
112 Seiten, farb. Abb

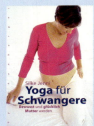

Silke Jenni
Yoga für Schwangere
Bewusst und glücklich Mutter werden

ISBN 978-3-485-01032-0
64 Seiten, farb. Abb

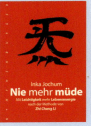

Inka Jochum
Nie mehr müde
Mit Leichtigkeit mehr Lebensenergie nach der Methode von Zhi Chang Li

ISBN 978-3-485-00896-9
64 Seiten, farb. Abb

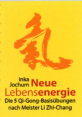

Inka Jochum **Neue Lebensenergie**
Die 5 Qi-Gong-Basisübungen nach Meister Li Zhi-Chang

ISBN 978-3-485-01048-1
64 Seiten, farb. Abb

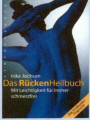

Inka Jochum
Das Rücken Heilbuch
Mit Leichtigkeit für immer schmerzfrei

ISBN 978-3-485-00857-0
64 Seiten, farb. Abb